DU

RÉGIME LACTÉ

DANS LE

TRAITEMENT DES DIFFÉRENTES FORMES

DE LA NÉPHRITE

PAR

Henri MACKIEWICZ,

Docteur en médecine de la Faculté de Paris,
Aide-major stagiaire au Val-de-Grâce.

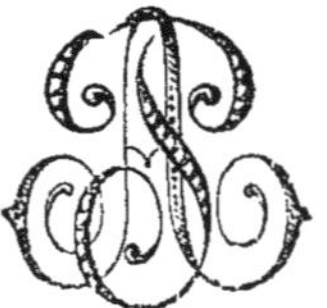

PARIS

A. PARENT, IMPRIMEUR DE LA FACULTÉ DE MEDECINE

29 ET 31, RUE MONSIEUR-LE-PRINCE, 29 ET 31

1877

DU
RÉGIME LACTÉ

DANS LE

TRAITEMENT DES DIFFÉRENTES FORMES
DE LA NÉPHRITE

PAR

Henri MACKIEWICZ,

Docteur en médecine de la Faculté de Paris,
Aide-major stagiaire au Val-de-Grâce.

PARIS

A. PARENT, IMPRIMEUR DE LA FACULTÉ DE MÉDECINE
29 ET 31, RUE MONSIEUR-LE-PRINCE, 29 ET 31

—

1877

DU

RÉGIME LACTÉ

TRAITEMENT DES DIFFÉRENTES FORMES

LA NÉPHRITE

L'emploi du lait dans le traitement des maladies paraît aussi ancien que l'art de guérir. Hippocrate le prescrivait dans maintes affections et particulièrement dans les hydropisies causées par un vice du foie ou de la rate. Après le père de la médecine, tous les médecins de l'antiquité l'ont fréquemment employé; ils ont même reconnu les avantages de la diète lactée exclusive. Plus tard, avec le règne de la polypharmacie arabe, nous voyons le lait tomber dans l'oubli et ce n'est que vers la fin du XVIe siècle que Viscius élève la voix en sa faveur, dans une thèse soutenue à Tubinguen en 1586, et intitulée : *De lactis ejusque partium natura et viribus*. Nous ne nous arrêterons point à étudier cet ouvrage, ni ceux de J. Costœus, de Bologne, et Baricelli de Naples. Restaurant publie aussi un mémoire sur le lait, à Orange, en 1667. Viennent ensuite Hoffmann et son élève Vogel, qui en prônent l'excellence en médecine, Cœsius Mædicus, Hilden, Van Swieten, Guy Patin l'ont employé fréquemment ; mais tous l'employaient sans méthode aucune dans mille affections diverses avec des résultats très-variables ; en un mot, la thérapeutique du lait n'était point faite. Nous ne nous proposons point, dans ce travail, de faire l'histoire du lait employé dans les affections des poumons et du tube digestif : aussi en résulte-t-il que nous négligerons d'étudier les diverses monographies écrites sur le lait jusqu'à l'époque où parut l'ouvrage de Chrestien (Montpellier), c'est-à-dire jusqu'à l'année 1831. La bibliographie du lait étant très-bien faite dans les articles lait du *Dictionnaire encyclopédique des sciences médicales* de M. Dechambre et du nouveau *Dictionnaire de médecine et chirurgie pratiques* de M. Jaccoud, nous nous contentons d'y renvoyer pour la période antérieure à 1831 et nous entrons immédiatement en matière par l'examen des diverses monographies écrites sur le sujet qui nous occupe, le *régime lacté dans le traitement des néphrites*, en envisageant son action non-seulement sur l'albuminurie, mais sur l'inflammation rénale elle-même.

Qu'on nous permette de remercier ici M. Lancereaux de la bienveillance qu'il nous a montrée alors que nous suivions son service clinique, et de l'obligeance avec laquelle il nous a communiqué les matériaux nécessaires à compléter nos observations.

I.

ÉTUDE DES DIVERS OUVRAGES ÉCRITS SUR LA DIÈTE LACTÉE
DANS LE TRAITEMENT DES NÉPHRITES.

Nous nous voyons obligé, dès le début, d'étudier l'usage du lait, non-seulement dans les néphrites, mais aussi dans les hydropisies d'origines diverses, les résultats obtenus par le régime lacté ayant été envisagés, par beaucoup d'auteurs, au seul point de vue général du traitement de l'hydropisie. A mesure que l'étude de la maladie de Bright a été approfondie, la thérapeutique de cette affection, nous ferions mieux de dire de ces affections, est devenue plus certaine et alors ont paru des travaux envisageant le lait au point de vue tout spécial de la thérapeutique des néphrites : ce sont eux que nous étudierons tout spécialement.

La médication lactée semblait délaissée au commencement de ce siècle, lorsque Chrestien (de Montpellier) la remit en honneur en publiant son mémoire : *Sur l'utilité du lait administré comme remède et aliment dans le traitement de l'hydropisie ascite.*

Mais avant d'analyser ce travail, donnons le résumé de l'intéressante observation communiquée par l'abbé Tessier à la Société royale de médecine, en 1775 :

— Madame la marquise de Grouchy, âgée de 35 ans, anémique. Vers l'âge où les règles ont commencé, elle fut atteinte d'une fièvre maligne et quelques temps après d'une fièvre intermittente.A eu quatre enfants; les couches ont été bonnes.Vers 25 ans,diarrhée chronique, et dans les premiers jours d'août 1771, environ trois ans après la cessation du dévoiement, l'enflure des jambes et des bras, le bouffisement du visage et la rareté des urines se firent remarquer. On s'assura dès l'abord qu'il n'existait pas d'obstruction sensible. Les bouillons apéritifs et fondants furent employés sans aucun succès ainsi que l'oxymel scillitique et les purgatifs. Enfin, dans les premiers jours de janvier 1777, il survint de la fièvre précédée d'un long frisson et terminée par la sueur. On regarda d'abord cet accident comme une crise favorable. Le premier accès fut suivi de quatre ou cinq autres de la même force. Mais il s'y joignit une toux continuelle et considérable avec le dévoiement pysentérique. Cette nouvelle circonstance rendit l'état de la malade de plus en plus inquiétant. Ce fut cependant de cette position alarmante que devait naître la guérison. La malade, rebutée de tous les aliments et de toutes les tisanes qui lui semblaient exciter sa toux, imagina (uniquement dans la vue d'user en passant d'un aliment qui n'irritât pas sa gorge, qu'elle sentait enflammée) de manger quelques soupes au lait. Elle s'aperçut après la seconde que ses urines, de chargées et rares qu'elles étaient, devenaient claires et abondantes. Croyant ne pouvoir attribuer ce changement qu'à l'usage du lait, elle le continua de l'avis de son médecin. Et, malgré les inconvénients de l'estomac le plus délabré, en peu de jours, ses urines ont coulé abondamment et se sont rétablies dans l'état naturel. L'enflure s'est totalement dissipée. Les règles supprimées pendant six mois, ont reparu ; enfin, la nature est rentrée dans tous ses droits. La dame qui a éprouvé cet heureux changement est depuis ce temps là au lait pour toute nourriture. Les digestions sont lentes et pénibles, comme elles l'étaient avant l'hydropisie. Mais le lait augmentait autrefois les incommodités ordinaires et il ne le fait plus. Dès qu'elle s'écarte de son régime, elle s'aperçoit que ses urines sont rares, ainsi elle est comme forcée de s'en tenir à un aliment qui, sans être le correctif de son tempérament, lui paraît le préservatif d'un accident plus grave et plus irritant tel que l'hydropisie.

Cette observation est évidemment du plus haut intérêt, et on a droit de s'étonner de voir l'enseignement qui s'y trouve mis si peu à profit, que, près de soixante ans plus tard, Chrestien puisse, dans son mémoire, annoncer les résultats de la diète lactée comme une découverte.

Dans ce mémoire, Chrestien rapporte huit cas d'hydropisie, mais dont l'étiologie est si légèrement traitée qu'on ne peut dire de quelles maladies dépendaient les unes ou les autres. Cette négligence étonne surtout à une époque où la médecine venait d'entrer, avec la physiologie et l'anatomie pathologique dans les voies de l'observation exacte. Toutefois, ces observations montrent nettement l'influence du régime lacté sur la marche de l'hydropisie. Aussi si nous n'analysons point ces observations, [croyons-nous bon de donner les conclusions de Chrestien surtout parce qu'elles ont été le premier pas vers l'usage de la diète lactée dans le traitement des néphrites. « La seule conséquence que je veuille tirer, dit-il, des observations que je présente par le seul motif qu'elles me paraissent offrir une utilité incontestable, quelle que soit la théorie qu'on adopte pour expliquer les effets du lait, c'est que dans presque tous les cas d'hydropisie ascite, accompagnée ou non d'anasarque, on peut, on doit même essayer de la diète lactée avant d'avoir employé aucun autre remède. J'en excepterai cependant, en général, l'ascite reconnaissant pour cause l'élément scrofuleux... Dans aucun cas, il ne faudra s'obstiner à en user, si après huit ou dix jours de son emploi on n'avait obtenu un effet diurétique marqué. »

Ces conclusions ne furent point perdues et non-seulement elles furent mises à profit en France, mais aussi à l'étranger. Le D' Mansa publia, en 1834, dans le *Schmidt's Jahrbuch*, une note sur les heureux effets du lait administré à haute dose contre l'hydropisie. En France, ce ne sont d'abord que des observations cliniques données par d'Avaisnes, Cornélius, Sue, Lingby. Seul Chrestien fait mention du mode d'administrer le lait : *il le donne seul à l'exclusion de toute autre médicament*, n'indiquant ni la quantité qu'il donne, ni la manière dont le malade doit le prendre.

En 1853, le D' Serres (d'Alais) publie, dans le *Bulletin thérapeutique*, une nouvelle méthode pour l'emploi du lait dans les cas d'anasarque. C'est ce qu'il appelle le *régime des trois soupes au lait et à l'oignon*. Son but est de : 1° *mettre l'organe sécréteur des urines à la diète par l'absti-*

nence de toute boisson ; 2° l'exciter légèrement avec l'oignon ; 3° nourrir le corps avec le lait, sa nourriture première, sans l'irriter.

Quant aux résultats obtenus, les voici, tels que les donne M. Serres : « Depuis cinq ans que nous avons adopté ce traitement, le nombre des anasarques guéries s'élève à plus de soixante, les unes sous la forme albuminurique, les autres sous celles d'une maladie du cœur, un certain nombre sans complication quelconque ou du moins tant soit peu appréciable. Chez le plus grand nombre des malades, la guérison a été radicale, définitive ; chez quelques-uns, il y a eu récidive, mais récidive guérie par le même moyen. Un seul a péri sans avoir éprouvé la moindre augmentation dans le cours des urines et la moindre diminution de son enflure. Étendue aux causes qui produisent l'anasarque, mais avant que celle-ci eût apparu, la diète sèche lactée, associée à l'oignon n'a eu nul effet évident, appréciable dans le même temps de son usage contre l'albuminurie pure, les lésions cardiaques, etc. La condition nécessaire au succès du régime des trois soupes au lait et à l'oignon, c'est l'existence de l'anasarque ou de l'œdème des membres inférieurs et la diminution dans la quantité des urines. »

Nous nous réservons de discuter dans un autre chapitre la valeur de la méthode de M. Serres ; mais nous lui ferons le même reproche que lui adressait M. Guinier, à savoir qu'après la lecture des faits rapportés par lui, on est tenté de croire que pas un cas d'anasarque ou d'hydropisie ne saurait résister au régime lacté. Ainsi présenté, le traitement par la diète lactée n'eût point tardé à disparaître et à être placé dans l'arsenal de la vieille thérapeutique. Néanmoins ces résultats si brillants éveillèrent l'attention des praticiens et la méthode de M. Serres fut largement expérimentée à Montpellier. Claudot, de Neuf-château, Ossieur et Dieudonné (Bruxelles), ont publié des cas d'hydropisie brightique guéris par cette méthode.

En 1857, Guinier vient réagir contre la tendance à employer le lait dans toutes les hydropisies, quelle qu'en soit la cause, dans un article publié dans le *Bull. thérap.* sur les *Indications et contr'indications du lait dans les hydropisies.*

Donnant tout d'abord la préférence au régime des trois soupes au lait et à l'oignon, l'auteur cherche ensuite à établir, dans un aperçu historique, ce qu'est ancien, l'usage du lait dans le traitement des hydropisies.

Nous n'avons point cherché à le suivre dans cette étude et à vérifier ses assertions. L'observation de l'abbé Tessier montre assez dans quel oubli le lait était tombé en 1775.

Puis il se pose cette question : « le traitement de Serres, d'Alais est-il un traitement radical ou symptomatique ? Il faut distinguer. Dans la plupart des hydropisies essen-tielles dites actives, l'usage du lait a pu amener une guérison définitive ; mais il n'en est plus de même dans les hydropisies symptomatiques, c'est-à-dire pathogéni-quement liées à certains vices organiques ou affectifs spéciaux. L'anasarque de la maladie de Bright nous en offre un exemple.

« Tandis que dans l'hydropisie rénale quelques-unes des observations précédemment citées semblent conclure à une cure radicale, *notre observation conclut,* au contraire, *à une efficacité purement symptomatique.*

Mackiewicz.   2

Il conclut ainsi :

« 1ᶜ L'emploi du lait dans le traitement des hydropisies et administré à titre d'aliment exclusif par Chrestien et Serres d'Alais, peut rendre d'utiles services ;

« 2º *Par son action adoucissante et tempérante, il convient dans les hydropisies de nature hypersthénique, dans celles où l'excitation domine ; son action affaiblissante doit le faire proscrire dans les hydropisies de nature asthénique*, à moins qu'une surexcitation momentanée et purement artificielle ou spasmodique ne vienne se surajouter à la maladie ;

« 3º L'anasarque de l'affection rénale de Bright étant le plus souvent de nature hypersthénique et ses caractères les plus ordinaires étant ceux des hydropisies dites actives, il peut être heureusement modifié par la diète lactée ;

« 4º Mais l'anasarque n'étant qu'un des symptômes de l'affection de Bright, sa disparition n'entraîne pas nécessairement la guérison radicale de la maladie ; l'action de la diète lactée reste nulle contre la cause affective ; elle se limite à l'action de la cause seconde (irritation) qui a directement produit l'accumulation séreuse ;

« 5º Bien que la diète lactée n'amène pas la cure radicale de la maladie de Bright, et qu'elle ne puisse être considérée que comme un moyen palliatif, la prompte amélioration de l'anasarque doit en faire conseiller l'emploi. »

Nous discuterons ailleurs ces conclusions que nous sommes loin d'admettre tout entières.

En 1862, M. le médecin-major Artigues publie quatre cas de néphrite albumineuse. Deux des malades ont suivi, l'un le régime lacté absolu et l'autre le régime mixte ; tous les deux ont complètement guéri ; nous en donnons les observations plus loin. Les deux autres ont été traités par la méthode de M. Serres et ont guéri rapidement aussi.

« On pense, dit-il, généralement que la maladie ne peut être palliée. Je cite deux cas de guérison radicale confirmés, sans rechute depuis près de trois ans.

« L'efficacité de ce traitement est positive ; voilà le fait : dans les quatre cas le lait a été donné de telle sorte que l'on peut juger de son efficacité relative, selon qu'il fait ou non la base du traitement.

« S'il est mêlé aux tisanes, à l'alimentation du malade, à la dose de 12 à 15 onces par jour et en le combinant à une médication très-active, il n'a aucun effet diurétique (Obs. I ou IX de notre travail).

« Si on le donne à haute dose, à un litre et demi par jour et à l'exclusion de toute médication interne, mais sans la diète sèche et les oignons, son action est lente à se produire, mais se produit certainement (Obs. II ou X de notre travail).

« La même dose de lait (1 litre et demi), combinée aux oignons crus (300 à 350 gr.) et la diète sèche, guérit très-vite et sans accident.

Pendant que ces travaux sont faits en France, la diète lactée est étudiée à l'étranger, surtout en Russie. Le Dr Inosemzeff publie à Moscou, en 1857, une étude sur la cure de lait. Dans l'analyse que fait Schmidtlein (*loc. cit.*) de cet ouvrage, nous voyons que l'auteur étudie la diète lactée dans les diverses maladies et qu'il consacre un chapitre spécial au traitement de l'hydropisie. Il rapporte quatre cas d'hydropisie brightique qu'il a guérie avec le plus entier succès, rien que par la diète lactée pure. La manière dont il la prescrit est celle du Dr Karell, nous l'étudierons plus loin. Remarquons cependant qu'Inosemzeff permet d'additionner le lait de Blum.

Beaucoup de médecins russes employaient le régime lacté, entr'autres Karell, médecin ordinaire du czar. Dans plus de deux cents cas, il a vu la cure du lait, administrée scrupuleusement et à l'exclusion des autres médicaments, donner des résultats excellents, notamment dans des cas désespérés et où les autres médicaments étaient restés inefficaces. Il prend grand soin de se défendre de l'idée de faire de la cure de lait une panacée, pensant avec raison qu'une telle exagération ne servirait qu'à la discréditer dans l'esprit des praticiens.

Les règles qu'il formule pour l'administration du lait, sont celles qu'il a indiquées à Niemeyer, en 1861, et que celui-ci a vulgarisé en Allemagne par les travaux des docteurs Smidt et Schmidtlein.

« Je commence, dit Karell, généralement en employant le lait seul, et en *défendant toute autre nourriture*. Je procède avec beaucoup de précaution, en prescrivant au malade, trois ou quatre fois par jour, et à des *intervalles rigoureusement observés*, un demi-verre ou un verre (60 à 200 grammes) de lait écrémé. La température doit être conforme au goût du malade... Si le malade digère bien le lait, ce qui se prouve par des selles solides, j'augmente peu à peu la dose. La première semaine est la plus difficile à passer. On arrive presque toujours pendant la seconde semaine à deux bouteilles par jour. Si la cure a pris son cours régulier, on donne le lait quatre fois par jour de quatre heures en quatre heures. De la sorte, on arrêtera la réplétion stomacale, et on ne fera prendre le lait qu'au moment où l'appétit s'éveille. »

Bien que le Mémoire que nous venons de citer ait été communiqué en 1865 à l'Académie de médecine de Saint-Pétersbourg, nous avons cru devoir le placer avant les travaux de Smidt et Schmidtlein, puisque ceux-ci n'ont fait qu'étudier une méthode que leur avait apprise Karell lui-même.

La thèse de Smidt a été faite en 1864 à Tubengen ; elle renferme les idées de Niemeyer sur la cure du lait, idées qui sont certainement celles de Karell. Niemeyer toutefois, était plus à même que ce dernier de faire une observation rigoureuse des malades. Placé à la tête d'un service clinique important, Niemeyer a pu donner une série d'observations scientifiques de l'action du lait dans le traitement de l'hydropisie, action dont les effets ont été rendus évidents par la pesée de l'individu matin et soir, et par la mensuration exacte des urines. Nous regrettons de n'avoir pu nous procurer la thèse de Smidt, d'autant plus que les résumés d'observations qui se trouvent dans le Mémoire de Karell, nous montrent tout le profit que nous en aurions tiré pour asseoir plus solidement nos conclusions.

Heureusement, nous avons trouvé l'article de Schmidtlein sur la cure du lait dans l'hydropisie brightique. Se plaçant à un point de vue tout clinique, il rapporte cinq observations, dont la première est traduite tout au long dans la thèse de M. Cordier ; nous publions les trois suivantes encore inédites en France ; quant à la cinquième, elle nous a paru trop écourtée pour la traduire. Il commence par les résultats obtenus dans chaque cas, et con-

clut à l'excellence du lait dans le traitement de l'hydropisie, et même comme moyen de guérison radicale de la
néphrite (obs. 3).

Si nous voyons le régime du lait à hautes doses se
répandre en Allemagne et y recevoir la consécration
scientifique par les résultats obtenus dans le service du
professeur Niemeyer ; il est loin d'en avoir été de même
de la méthode de Serres, d'Alais, méthode qui, en 1864,
n'était appliquée qu'en France et en Belgique. Plus
tard, elle ne s'est point davantage vulgarisée à l'étranger.
En France même, Pécholier l'attaque vivement, et l'on
peut dire que les docteurs Pautier et Trastour sont les
derniers qui publient des observations de cures de lait
faites d'après cette méthode. L'ancienne méthode d'administrer le lait à la dose de 2 et 3 litres, devient l'unique
manière de prescrire le lait. Et il faut reconnaître que
les observations d'Artigues ne sont point sans avoir eu
un grand effet sur ce courant d'idées.

Dans les monographies que nous allons maintenant
examiner, il ne sera plus question de la méthode de
Serres, d'Alais ; tantôt le lait sera prescrit à la dose de
1 à 2 litres ; tantôt à celle de 4 et 6 litres (à hautes doses) ;
d'autres fois, on permettra l'usage simultané d'autres
aliments ou de médicaments.

C'est d'abord Pécholier (de Montpellier), qui, dans un
article *sur les indications de l'emploi de la diète lactée dans
diverses maladies*, publié dans le Montpellier médical
de 1866, apporte une série de nouveaux faits cliniques
(voir obs. X à XIII), qui montrent l'heureuse influence
du lait, particulièrement dans la maladie de Bright.
Après un historique très-bien fait, et auquel nous ren-

voyons, après plusieurs observations très-bien prises, Pécholier se demande, comme Guinier, dans quels cas la diète lactée est utile ; dans quels cas aussi elle amène la guérison de la maladie ou seulement son amendement ? Nous ne discuterons pas en ce moment si le lait est réellement un *altérant*, comme il le soutient, si son action est purement diurétique ou autre chose de plus ; mais nous dirons qu'il regarde la méthode de Serres comme le meilleur moyen de faire prendre au malade la cure du lait en aversion, et comme lui nous nous demanderons quelle est l'utilité de l'oignon, et si cette utilité est plus grande que le dégoût produit par l'ingestion de ce légume, surtout cru. Il conclut en disant : « L'hydropisie, quelle que soit sa forme, son siége et sa cause, trouve dans le régime lacté un énergique remède impuissant d'ordinaire contre la cause de la maladie ; le lait attaque directement l'hydropisie elle-même... Il exerce des effets diurétiques ayant pour conséquence de contribuer à la résorption de l'hydropisie ; mais là n'est pas tout son effet, là même n'est pas son principal effet, et il faut surtout admettre un changement dans le mode d'être de l'exhalation. Celui-ci, fréquemment devenu vicieux chez les hydropiques, est, par notre moyen thérapeutique, heureusement modifié. Ce qui confirme tout d'abord notre assertion, c'est que sous l'influence de la diète lactée, on voit non-seulement la disparition d'une hydropisie rebelle à tout traitement, mais encore un retard plus ou moins prolongé, quelquefois définitif, dans le retour des accidents. »

« Pour nous, la *condition indispensable du succés de la diète lactée*, c'est, au moins à son début, la *suppression absolue de tout autre aliment* et de toute autre *boisson*. Il faut aussi commencer par ne donner au malade que des quantités relativement peu considérables de lait, et n'arriver que graduellement à des doses plus considérables. »

Après Pécholier, c'est le Dr Déjust qui prend, comme sujet de sa thèse inaugurale, les *applications thérapeutiques du lait pur*.

On trouve dans ce travail une étude chimique du lait chez divers animaux domestiques, un long chapitre sur les précautions à prendre dans l'administration du lait ; un examen des maladies où le lait peut être employé efficacement. Le lait agit, pour Déjust, comme *tonique*, et en même temps comme un *diurétique puissant*.

En Belgique, le Dr Kegel étudie la diète lactée dans le traitement de l'albuminurie (1868), et y vante le lait prescrit à hautes doses.

La même année, M. le professeur Bouchardat consacre plusieurs pages de son *Annuaire thérapeutique* au *régime lacté dans l'albuminurie*.

Nous trouvons ensuite l'excellente thèse du Dr Cordier qui résume les idées de Siredey. Elle est intitulée : *Des modifications imprimées aux hydropisies idyosincrasiques par le lait* (Paris, 1871). Il y fait un court historique de la question, y montre les diverses méthodes de la cure de lait, et les apprécie avec beaucoup de talent.

Il reconnaît l'action diurétique du lait ; mais, avec Pécholier, il admet dans le lait une propriété spéciale qui favorise la résorption. Il admet également que, si la lésion rénale est récente et peu étendue, elle peut complètement guérir.

En Allemagne et dans les autres pays les ouvrages sur la cure de lait abondent. Nous allons les analyser rapidement, d'après les articles qui ont paru dans le *Schmidt's Iahrbuch*..

Donkin, en Angleterre, publie dans *The Lancet* de 1869 et 1870 une série d'articles sur la *diète de lait pur dans le traitement du diabète, de l'hydropisie brightique, etc.* Il la regarde comme un moyen de transfusion du sang des animaux, à l'aide de leur lait, dans le corps de ceux qui le boivent. Il admet avec Karell que la cure de lait doit être suivie avec méthode et persévérance.

Il pose comme règle que le lait soit complètement écrêmé et trait au moins depuis vingt-quatre-heures. — Le malade prendra par jour six à sept pintes de ce lait qui ne sera jamais bouilli, mais tiédi ou froid selon le goût de la personne. Il devra être pris volontiers et bien supporté. Ainsi administré il détermine une abondante diurèse.

Il rapporte, entr'autres observations, deux cas de mal de Bright chronique dont l'un a guéri complètement et dont l'autre fut considérablement amélioré.

Winternitz, à Vienne, dans son étude sur les cures méthodiques par le lait et le petit lait, étudie la question aux points de vue historique, critique, chimique et physiologique. Il montre d'abord l'excellence de la méthode en thérapeutique, puis à propos de la cure du lait il se reporte à l'étude de Karell (dont il a été suivre les leçons à Saint-Pétersbourg). Chez les enfants et les jeunes gens il ne faut, dit-il, donner le lait que toutes les 2 ou 3 heures. Chez les personnes plus agiles on ne le donnera que quatre fois par jour et même moins souvent.

Au début les quantités données chaque fois seront petites (deux à trois onces) et ces petites quantités ne seront bues que par gorgées. Le lait doit être bon, frais mais écrêmé (il doit provenir d'une vache, nourrie avec du foin et des fourrages verts). D'après le goût du malade il peut être bu tiède, chaud ou froid. Ce sont les grandes quantités de lait (quatre à six litres par jour) qui conviennent dans la phthisie, dans les hydropisies et le mal de Bright. Ce régime excellent du lait à hautes doses est suivi pendant trois ou quatre semaines, au bout desquelles on permettra l'usage d'aliments d'abord légers, tels que des biscuits. Parmi les diverses guérisons obtenues il cite plusieurs cas de maladie de Bright.

L'ouvrage de Lebert est consacré à l'étude générale des cures de lait, de petit lait et aux cures de lait associées aux eaux thermales. Il vise surtout le traitement de la phthisie. On y trouve néanmoins à consulter une longue énumération des moyens de rendre la cure de lait supportable, mais ces moyens s'appliquent surtout aux phthisiques. La plupart sont à rejeter pour les malades atteints de néphrite. A propos de cette maladie qu'il ne fait qu'effleurer, il conseille surtout la méthode Karell.

Dans l'article du *Schmidt's Iahrbuch* écrit par Richter (1870), on trouve d'abord une étude chimique du lait et de ses propriétés nutritives ainsi que de son assimilation dans l'économie. Le reste de l'article est consacré à l'analyse des auteurs qui ont écrit sur le lait (Donkin, Lebert, Winternitz) et sur les cures de petit-lait et de Kumyss.

Weir Mitchell, en Amérique (1871) et Palmberg, en

Suède (1873), viennent encore par de nouveaux faits confirmer l'heureuse action du lait dans le traitement des néphrites et accordent la préférence à la méthode de Karell.

En Suisse, le professeur Immermann de Bâle recommande la diète lactée absolue dans les néphrites, toutes les fois que celle-ci pourra être supportée. De même Hoffmann dit qu'elle sert d'aliment, compense les pertes d'albumine, et rétablit la filtration urinaire dans les canalicules rénaux obstrués par les cylindres épithéliaux ou colloïdes, et que de plus elle agit comme diurétique.

En Allemagne Rosenstein en parle ainsi : « Il est probable que la cure de lait qui a été employée avec succès par plusieurs médecins dans les néphrites diffuses ou parenchymateuses agit aussi comme tonique et diurétique (par suite des grandes quantités de liquide absorbés). Ce sont notamment les phénomènes hydropiques qui ont disparu les premiers, même lorsqu'ils étaient très-étendus et qu'il y avait déjà de l'hydrothorax après l'usage exclusif du lait pris en grande quantité. Naturellement une guérison radicale n'a pu être opérée quand le mal était très-avancé. Mais les résultats obtenus par ce moyen ne peuvent être comparés avec ceux qu'ont donné tous les autres. Il est certainement dommage que souvent il se manifeste une répugnance contre le lait chez les malades. »

Baginsky, dans une étude sur les maladies du rein, vante aussi l'excellence du lait dans le traitement des néphrites, et Heinrich Kisch donne une nomenclature des divers écrits faits sur cette matière.

Les derniers écrits parus en France sont : l'article de

M. Dechambre sur la thérapeutique du lait 1872. Il ne parle du lait que comme moyen de combattre l'hydropisie.

Le Dr Lemoine prend comme sujet de thèse 1872 la diète lactée dans le traitement des hydropisies. Il y expose les idées que M. le professeur Jaccoud a vulgarisées dans ses leçons cliniques de Lariboisière. Pour M. Jaccoud, l'action du lait dans les néphrites est surabondamment prouvée par les faits. La diète lactée dans les néphrites chroniques ou interstitielles amène toujours une amélioration qui ne saurait être obtenue par un autre moyen, elle peut même dans ces cas produire la guérison. Dans la néphrite parenchymateuse aiguë elle guérit presque toujours. Comment agit la diète lactée ? Il ne saurait l'expliquer sans se perdre dans des hypothèses. Le lait, dit-il, doit être donné écrêmé à la dose d'au moins deux litres par jour, sans aucun aliment ni médicament interne.

Nous citons pour mémoire l'article de M. Tarnier sur l'efficacité du régime lacté dans l'albuminurie des femmes enceintes.

M. le professeur agrégé Straus, dans l'article *Lait* du Dictionnaire de Jaccoud, dit que dans la diète lactée absolue 4 litres de lait assurent l'alimentation du malade, sans luxe, il est vrai, mais dans des proportions suffisantes. La condition *sine qua non* du traitement est la tolérance du lait.

« Dans les néphrites aiguës et chroniques, le lait est peut être le seul diurétique qui ne fatigue ni n'excite la glande. Administré à temps et avec la rigueur voulue dans les néphrites aiguës, il empêche le passage de la phlegmasie à l'état chronique et procure le plus souvent la guérison. Dans les néphrites invétérées, dégénératives, son action ne peut être assurément que palliative, et néanmoins dans ces cas encore, il rend de signalés services, en favorisant la diurèse et en prévenant les accidents urémiques. »

Pour M. Lancereaux la meilleure médication à employer dans la néphrite épithéliale, c'est le régime lacté exclusif; qui lui paraît aussi convenir dans la néphrite interstitielle pour prévenir les accidents urémiques et nourrir les malades à une époque où ils supportent difficilement tout autre aliment. Les autres médications (iodure potassium, tannin, diurétiques divers) ne doivent être employées que sur indication spéciale. Sans chercher à expliquer l'action de ce régime, il pense qu'il peut modifier les épithéliums malades et en favoriser la régénération. Une longue série de faits lui ont montré que l'association d'autres médicaments au régime lacté, n'avait pour effet que d'annihiler l'action de ce dernier. Enfin quelle que soit la forme de néphrite, lorsque la lésion est avancée, c'est encore au lait qu'il faut demander remède. (Leç. clinique de la Charité).

II

OBSERVATIONS

OBSERVATION I.

Traduite du mémoire de Schmidtlein, publié dans la Berlin. Klin. Wochenschrift, 1re année, 1864, p. 137. (Résumé de l'observation).

S. S. Homme âgé de 26 ans, reçu à la clinique de Tubinguen le 14 janvier 1863. Habitudes alcooliques. Jusqu'à l'âge de vingt-deux ans, aucune affection morbide sérieuse. Il y a deux ans, adénite suppurée des ganglions du cou. Au mois de juin, à la suite d'une risque où il reçut sept coups de couteau, dont un détermina une perte considérable de sang, apparut un œdème qui ne dura que quelques jours, puis reparut pour persister jusqu'à son entrée à l'hôpital.

A son entrée, une anasarque généralisée surtout aux jambes. Hydarthrose du côté droit. Cœur et pouls normaux. Urines fortement albumineuses et œdémenteuses. Urate de soude. Cylindres grannlo-graisseux nombreux. Pas de sucre. Quantité des 24 heures au-dessous de la normale : 1200 à 1400 c. c., poids spécifique 1,020 à 1,021. Poids du corps, 130 livres 10 onces.

Traitement. Du 20 janvier au 25 mars, bains chauds à 37° sudorifiques, diurétiques ; au bout de ce temps, le malade pèse 180 livres c'est-à-dire qu'il est augmenté de 42 livres depuis son entrée.

On ordonne le régime lacté. 3 chopines de lait, deux œufs.

Du 1er au 3 avril, 4 chopines deux œufs.

4	5	id.	5	id.	id.	id.
11	16	id.	16	id.	
16	26	id.	5	demi chopines de vin.

Dès le second jour les urines augmentent. Le 16 avril le malade ne pèse plus que 121 livres. Le 18, on lui donne une demi chopine de vin, augmentation d'une livre. Le 27 avril le malade ne pèse plus que 111 livres et demi et se porte assez bien. Pendant tout ce temps, pas de diarrhée. Le malade refuse de suivre la cure de lait à cause des nausées qu'il éprouve. Puis il reprend le régime deux jours après, et le 3 mai il quitte la clinique. Poids 120 livres, son bien-être est remarquable ; cependant l'albumine se trouve abondamment dans ses urines.

Le 16 mai, le malade rentre à la clinique, avec de l'œdème. Poids 136 livres. Traitement : Lait 6 chopines, 1r2 livre pain, 2 œufs. Le 25, poids 121 livres. 3 juin. Poids, 122 livres ; l'œdème a disparu, le malade sort sur sa demande.

Depuis sa sortie, de temps en temps maux de tête, vomissements inodores et ne contenant pas de sang. Enfin le malade est pris le 9 novembre d'un frisson violent et rentre à l'hôpital le 14 novembre. Il pèse alors 108 livres. Il meurt dans la nuit. A l'autopsie, on constate une méningite basilaire purulente. Les reins sont à la 3e période de la maladie de Bright.

OBSERVATION II.

Traduite de l'allemand (Obs. III du mémoire de Schmidtlein).

Schweigerer Gottlieb, 35 ans, maître charpentier, à Reutlingen. Entré le 8 août. Mal de Bright datant d'environ un an. Anasarque considérable ; hydropéricarde ; hydrothorax des deux côtés, s'élevant à droite jusqu'à l'angle de l'omoplate, un peu plus haut à gauche ; ascite considérable. Urine fortement albumineuse. Poids du corps le jour de l'entrée : 171 livres 16 onces.

Traitement. Régime lacté et diaphorèse. Peu de résultats.

Date	Poids du corps		Urines des	Poids
	le matin,	le soir.	24 heures.	spécifiques.
14 août	167 liv.	—	1000 c. c.	1019
15 id.	166 » 8 onces	164 liv.	700	1017
16 id.	166 »	165 »	1340	1013
17 id.	164 » 12 »	163 » 24	1160	1013
18 id.	162 »	161 » 8	850	1018
19 id.	162 »	164 »	1350	1018
20 id.	162 »	164 »	1900	1011

Dans la suite, augmentation de l'hydropisie, grande dyspnée. Suppression totale des urines. Le malade doit être catéthérisé aujourd'hui. Scarifications sur toute la paroi abdominale. Enfin paracentèse suivie d'un soulagement notable. Péricardite. Mort le 8 septembre. Autopsie. Téguments décolorés, anasarque générale.

Arachnoïde. imbibée de sérosité. Substance cérébrale très-molle, exsangue, les ventricules renferment plus de liquide que normalement. Dans les deux plèvres épanchement séreux plus abondant à gauche qu'à droite. Le péricarde très-dilaté contenait environ 12 onces d'un liquide clair citrin ; aucun dépôt fibrineux sur les deux parois de la séreuse. Le cœur est considérablement développé, surtout le ventricule gauche qui est hypertrophié en double ; valvules saines. Poumons bien aérés mais contenant beaucoup de sérosité. A l'ouverture de l'abdomen, il s'écoule un liquide trouble en grande quantité. Foie fortement refoulé en haut et ayant son volume normal ; couleur rouge brun ; les vaisseaux-porte sont fortement dilatés. Rate également refoulée en haut, doublée de volume consistance très-molle, couleur brnn-rouge. Les reins sont tous deux à la troisième période du mal de Bright. Estomac et intestins offrant une coloration jaune pâle de leur muqueuse.

OBSERVATION III.

Traduite de l'allemand (Obs. II du mémoire de Schmidtlein).

Schweiger Karl, 24 ans, journalier, à Ruhgarten, mal de Bright, dû évidemment à un refroidissement.

Les premiers symptômes d'hydropisie datent d'environ 4 semaines. Anasarque considérable s'étendant sur tout le corps ; hydrothorax des deux côtés, plus fort à gauche qu'à droite ; tous les tissus fortement décolorés ; urine excessivement albumineuse ; poids du corps le jour de l'entrée : 124 livres 12 onces.

Traitement. Diète lactée : 5 chopines de lait, une demi-livre de pain, deux œufs, un bouillon pour la journée. Le malade ne prend aucun médicament.

Date	Poids du corps		Urines des	Poids
	le matin,	le soir.	24 heures	spécifiques
30 juil.	120 liv. 28 onc.	121 liv. 12 onc.	2300	1013
31 id.	120 »	120 » 2 »	2050	1013
1 août	118 » 16 »	117 » 16 »	2200	1016
2 id.	115 »	115 » 28 »	2300	1014
3 id.	115 » 16 »	114 » 14 »	2100	1016
4 id.	111 » 26 »	111 »	2520	1014
5 id.	110 »	109 » 20 »	2000	1013

Au 15 août tout œdème a disparu. La physionomie redevient meilleure. L'urine est encore albumineuse.

Le 16 août le patient sort. Poids du corps 97 livres 24 onces.

Au 26 septembre 1863 le malade rentra avec une ascite considérable sans œdème cutané ni hydrothorax. Urine albumineuse. Poids du corps : 100 livres. Régime lacté et diaphorèse. Aucun médicament.

Au 3 novembre le malade sortait ne pesant plus que 95 livres 20. La malade ne laissait rien à désirer. Urine toujours albumineuse Depuis sa sortie le malade n'a donné aucune nouvelle de sa santé.

Observation IV.

Traduite de l'allemand. (Obs. IV du même mémoire).

Buhler Jacob, 52 ans, cordonnier à Bohndorff, est reçu dans le service de la clinique le 9 août 1863. Quatre semaines avant son entrée, le malade jusque-là parfaitement bien portant remarquait soi-disant à la suite d'une fièvre pituiteuse les premiers signes d'un œdème des jambes. Après quinze jours l'œdème gagnait le haut des cuisses ; en même temps la sécrétion urinaire était devenue plus rare et l'urine mêlée de sang. Sur ces entrefaites, le malade perdait son teint coloré et se sentait très-affaibli. Quinze autres jours après venait s'ajouter à ces phénomènes une dyspnée qui détermina le malade à venir demander les secours de la médecine.

A son entrée le malade présente l'état suivant :

Teint très-pâle. OEdème général de tout le tissu cellulaire sous-cutané ; hydrothorax double ; hydropéricarde intense. L'urine est fortement albumineuse et contient du sang. Poids du corps 156 liv. 8 onces.

Traitement. Diète lactée et diaphorèse. Le malade ne prend aucun médicament si ce n'est de l'huile de ricin pour combattre la constipation. Le résultat de ce traitement a été excessivement favorable ainsi que le montre le tableau suivant.

Au 15⁰ jour du traitement on peut déjà constater une diminution de poids de 11 livres.

Mackiewicz. 3

Date		Poids du corps		Urines des	Poids
	avant le bain	après le bain	le soir	24 heures	spécifiques
24 août	142 liv. 39 onc.	140 liv.	145 liv. 4 onc.	2200 c.c.	1010
25 id.	139 » 8	136 id.	149 id. 12	2840	1010
26 id.	136 » 12	133 id.	135 id.	2450	1019
27 id.	133 »	128 id.	131 id.	3080	1008
28 id.	127 » 2	125 id.	123 id. 8	2820	1008
29 id.	128 »	123 id.	125 id. 18	3830	1008
30 id.	122 » 14	120 id. 24	123 id. 20	2700	1007

L'urine analysée le 29 ne contient plus de sang.

Le 2 septembre le régime lacté est suspendu. Le 4, le malade sort ne présentant plus aucune trace d'œdème ; son poids est de 120 livres, soit 36 livres 8 onces de moins que lors de son entrée et cela obtenu après quatre semaines par la diaphorèse et l'usage du régime lacté.

Au 5 février 1864, nous revoyons le malade qui durant ce temps s'est porté à merveille, son teint est rose et sa santé florissante. Il n'a jamais revu trace d'œdème. L'analyse des urines faite à ce moment ne révèle en rien la présence d'albumine ou de sang.

OBSERVATION V.

Résumé de l'observation I publiée par M. Artigues, dans le Recueil de médecine et chirurgie militaires.

Laurent G. M... ouvrier de la 11e compagnie d'artillerie, 26 ans entré à l'hôpital militaire de Besançon le 2 décembre 1857.

Bonne constitution. Tempérament bilioso-sanguin.

Néphrite albumineuse due à l'action du froid humide.

A son entrée à l'hôpital, les poumons et le cœur sont normaux ; appétit conservé, mais diarrhée qui dure depuis quelque temps ; aucune douleur à la pression ni dans le ventre, ni dans la région lombaire. Anasarque générale. Ascite très-forte qui détermine de la dyspnée. Urines rendues en petite quantité (1 litre en 24 heures), transparentes, couleur jaune ambrée ; fortement albumineuses.

Traitement. Pectorale lactée d'un litre ; deux pots de lait sucré ; potion diurétique avec nitre 2 gr., oxyure scillitique 30 grammes, soupe au lait, un quart d'aliments.

Jusqu'au 21 janvier aucun résultat sensible; au 7 février l'œdème est un peu diminué (ce que l'on a constaté pas des mensurations). Urine moins albumineuse.

A cette époque on prescrit la diète lactée pure et on supprime tous les autres médicaments

20 février. Urines abondantes (2 litres et demi dans les 24 heures. l'œdème a diminué, mais persiste encore ainsi que l'anasarque. Urines notablement albumineuses.

2 mars. Trois litres d'urine, ne donnant aucune trace d'albumine par les divers réactifs, œdème des membres· complètement disparu, encore un peu d'ascite.

6 mars. Le malade est mis au régime tonique (viande rôtie et vin) jusqu'au 16 mars où il sort dans un parfait état de santé, n'ayant plus aucun signe d'œdème, d'ascite ni d'albuminurie. Depuis cet homme a fait la campagne d'Italie sans être arrêté un seul jour; il est actuellement employé à l'arsenal de Besançon où j'ai souvent l'occasion de le voir et de constater sa guérison radicale.

OBSERVATION VI.

Résumé de l'observation II du même travail

·Salangros (M.); conducteur au 12ᵉ régiment d'artillerie, 22 ans, né à Etrum, département du Nord, entré à l'hôpital militaire de Besançon le 28 décembre 1857. Néphrite albumineuse.

Aucun antécédent morbide.

Le 20 décembre, étant de garde la nuit, il a eu froid et s'est aperçu le lendemain qu'il avait la figure bouffie et un grand mal de gorge.

A son entrée dans les salles, anasarque générale, ascite très-intense, angine tonsillaire concomitante. Rien du côté du cœur, ni du côté des poumons; chaleur normale; dyspnée assez forte, tenant au refoulement du diaphragme par le liquide épanché dans l'abdomen; appétit conservé; selles normales; pas de douleurs à la pression de la région lombaire; le malade rend 1 litre d'urine dans les vingt-quatre heures; elles sont très-foncées et fortement albumineuses.

Traitement. — Un litre et demi de lait, demie de viande et légumes, demie de vin blanc.

20 janvier. La mensuration donne déjà une diminution notable de volume des membres et de l'abdomen ; 2 litres un quart d'urine en vingt-quatre heures ; elles sont limpides, citrines et mousseuses, et renferment une notable quantité d'albumine.

1er février. 3 litres et demi d'urine en vingt-quatre heures ; traces à peine sensibles d'albumine ; œdème considérablement diminué.

Le 11. Le malade sort complètement guéri ; les urines ne renferment plus d'albumine et sont abondantes ; l'anasarque a totalement disparu.

Salangros est parti avec une convalescence de six mois ; à son retour il se portait très-bien. Il a fait depuis la campagne d'Italie, est rentré à l'hôpital de Besançon pour une bronchite. Nous avons examiné ses urines sans y pouvoir trouver d'albumine, et depuis trois ans qu'il est à Besançon, il n'a jamais été malade.

OBSERVATION VII.

(Recueillie dans le service de M. Lancereaux.)

Néphrite épithéliale datant d'environ six mois, traitée pendant deux mois par le régime lacté mixte ; aucun résultat sensible. — Régime lacté exclusif amène la disparition de l'anasarque en trois semaines mais l'albuminurie n'a pas disparu totalement après deux mois et demi de ce régime strictement suivi.

Beauvallet (Emile), 29 ans, garçon boucher, né à Janville (Seine-et-Oise) ; entré le 20 septembre 1875 à l'hôpital de la Charité, salle Saint-Jean-de-Dieu, n° 10.

Pas de renseignements sur les antécédents de famille. Le malade a joui d'une bonne santé jusqu'à l'âge de 21 ans. Envoyé comme soldat en Cochinchine, il fut atteint de dysentérie grave. Après trois ans et demi de séjour aux colonies, revint en France. Renseignements nuls sur le début de la maladie.

Il y a environ six mois (avril), le malade s'aperçut qu'il avait les jambes enflées. Trois jours après, l'œdème avait gagné la face et le tronc. Le malade se fit soigner chez lui, et on lui prescrivit des vésicatoires et des bains de vapeurs.

Quinze jours après, les accidents ne diminuant pas et les urines devenant de plus en plus rares et rouges, le malade entra dans le service du professeur G. Sée, qu'il quitta cinq semaines plus tard, sans que l'anasarque eût disparu. Il avait suivi le régime lacté mixte et pris de la scille et de la digitale.

Etat actuel à l'entrée : Le malade est fortement constitué. Le tronc et les membres sont œdématiés, la figure un peu bouffie ; pas de fièvre ; pas de douleurs dans les reins ; urines à coloration normale et renfermant beaucoup de mucus ; 1 litre en vingt-quatre heures.

Dédoublement du premier bruit du cœur, s'entendant surtout à la partie moyenne ; rien dans les poumons ; appétit bon ; diarrhée légère ; le malade dit que sa vue baisse depuis quelque temps.

Examen microscopique des urines. — Tubes hyalins ; tubes granuleux ; cellules épithéliales, la plupart pavimenteuses ; noyaux libres ; leucocytes, etc. ; 3 à 4 grammes d'albumine par litre.

Traitement. — 2 litres de lait, tisane chiendent ; aucun aliment.

25 septembre. Douleurs très-vives dans la région des reins. Le malade vomit cinq ou six fois ; céphalée ; augmentation très-notable de l'anasarque ; urines très-rouges ; 1 litre environ.

On applique deux cautères dans la région des reins ; chlorure de sodium dans le lait.

13 octobre. L'œdème varie de jour en jour ; les urines sont environ de 1 litre par jour, renferment des cylindres dont la plupart sont hyalins et très-courts ; quelques cylindres granulo-graisseux ; peu de leucocytes ; pas de globules sanguins.

Iodure de potassium, régime lacté ; pour combattre la diarrhée que le malade a depuis quelque temps, on prescrit une potion au laudanum et bismuth.

12 grammes d'albumine par litre.

2 novembre. Même état. Urines, 1 litre ; densité, 1,020.

On supprime tous les médicaments, et on établit *le régime lacté exclusif* (4 litres d'abord, puis 6 litres).

Le 5. L'anasarque n'a pas beaucoup diminué ; le malade se sent infiniment mieux ; les urines sont considérablement augmentées : 5 litres.

Le 8. L'anasarque subsiste. Urines : 5 litres.

Le 10. L'anasarque commence à diminuer ; les urines sont jaune clair ; densité, 1,007 ; quantité, 5 litres ; 5 grammes d'albumine par litre ; 6 gr. 5 d'urée par litre ; au microscope, cellules épithéliales ; cylindres hyalins et colloïdes.

Le 11. Les troubles de la vue ont presque totalement disparu ; le malade se plaint de rêves et insomnies depuis trois ou quatre mois.

Le 14. Continue à désenfler ; urines, 6 litres.

Le 16. Urines, 5 litres trois quarts.

Le 19. Urines, 6 litres et demi. Depuis deux ou trois jours l'œdème a diminué très-rapidement.

Le 20. Urines, 6 litres.

Le 21. Urines, 4 litres et demi. On ne donne plus que 4 litres de lait.

Le 22. Urines, 5 litres ; un peu de céphalée ; un lavement purgatif pour combattre la constipation.

1er décembre. Toujours même état ; urines, 4 litres.

Le 8. Disparition totale de l'anasarque.

Le 23. L'anasarque n'a pas reparu ; mais les urines toujours abondantes (4 litres), sont encore fortement albumineuses.

A la fin de janvier nous quittons le service. A ce moment, l'anasarque n'avait pas reparu ; l'albumine avait diminué, mais existait toujours en quantité notable dans les urines. Le sang était redevenu coloré ; le malade se levait la majeure partie de la journée, et se portait fort bien. Depuis, M. Lancereaux a revu, il y a un ou deux mois, ce malade qui avait repris le régime alimentaire ordinaire aussitôt après sa sortie. L'œdème n'avait pas reparu depuis quinze mois. Aucun trouble nerveux ne s'est manifesté, mais les urines sont encore légèrement albumineuses.

OBSERVATION VIII.

(Recueillie dans le service de M. Lancereaux.)

Néphrite épithéliale *a frigore*, datant de quinze jours à trois semaines. Traitée pendant un mois et demi par le régime lacté et associé à d'autres médicaments sans succès définitif. Le régime lacté exclusif est alors employé et l'anasarque disparut en cinq jours. Trois semaines de ce régime amènent une diminution, mais non la disparition de l'albuminurie.

Rigault (Louis), 23 ans, serrurier, né à Pontarmé (Oise), entre le 14 septembre 1875 à l'hôpital de la Charité, salle Saint-Jean-de-Dieu, lit n° 21.

Antécédents de famille inconnus. Ce malade n'a jamais fait de grandes maladies. N'a jamais eu de manifestations rhumatismales ; pas d'alcoolisme.

Quinze jours avant son entrée à la Charité, le malade s'est aperçu qu'il avait les jambes enflées. Au bout de deux à trois jours, l'œdème avait gagné la face et les autres parties du corps. Huit jours après le début de ces phénomènes, le malade s'est aperçu que ses urines étaient légèrement rougeâtres ; pas de frissons, pas de fièvre ; aucun malaise, aucune douleur ; malgré l'œdème, le malade continue son travail pendant trois jours. Il est alors obligé de garder le lit ; trois jours après, l'œdème disparait ; mais à peine avait-il fait quelques pas que l'œdème reparut dans les membres inférieurs.

A son entrée, 14 septembre, le malade offre l'état suivant : œdème de la face et de tout le corps ; peau pâle, terne, tendue et dure, se laissant difficilement déprimer ; rien au cœur ; un peu de matité à la partie inférieure du thorax, surtout à gauche ; diminution du murmure respiratoire et des vibrations thoraciques ; pas de souffle, pas de râles ; pourtant le malade rend quelques crachats blanchâtres ; on croit à un épanchement dans la plèvre gauche.

Rien du côté de l'appareil digestif, sauf le foie qui est un peu gros et sensible à la pression ; constipation légère ; urines rouges, peu abondantes (750 grammes), laissant un dépôt par le repos.

Traitement. — Ventouses scarifiées sur la région lombaire. Tisane chiendent nitré.

Le 16. Un bruit de souffle râpeux à la pointe du cœur et au premier temps ; saignée de 340 grammes ; chiendent, régime lacté.

Le 17. Le malade a été trois fois à la selle pendant la nuit ; l'œdème a considérablement diminué.

Les urines sont plus rares (560 grammes) et plus foncées, contiennent 12 grammes d'albumine par litre ; cylindres hyalins et granuleux ; globules sanguins ; quelques cellules épithéliales.

Le souffle à la pointe est plus doux ; souffle à la base, se prolongeant dans les vaisseaux du cou ; respiration légèrement soufflante ; six ventouses scarifiées sur la région du cœur ; 1 gramme calomel.

Le 18. L'œdème a encore diminué, mais les urines sont rares (1 litre) et de plus en plus foncées ; 4 grammes d'albumine par litre.

Dans la poitrine, matité, surtout en arrière et à gauche, diminution du murmure respiratoire ; égophonie ; souffle à l'expiration ; quelques râles crépitants ; vésicatoire à la base gauche.

Le 19. Pouls bondissant, 80 ; toux ; crachats de bronchite abondants ; peau chaude ; urines un peu plus claires (750 grammes), 2 gr. 75 d'albumine.

Matité dans le poumon gauche ; voix chevrotante dans les mêmes points ; vibrations thoraciques diminuées ; même état du cœur.

Le 21. Urines rares (350 grammes), plus claires. Hier le malade a pris un bain de vapeur, à la suite duquel l'œdème a augmenté.

Léger épanchement dans le péricarde.

Le 22. L'épanchement, du côté gauche, n'augmente pas. Le malade a la voix très-enrouée ; les urines sont limpides et ne contiennent plus de sang ; le bruit de souffle s'entend très-nettement à la pointe.

Le 23. Le malade a mal dormi ; frottement pleural très-net à droite ; bruit de souffle à la base du poumon gauche ; les urines ont un peu augmenté de quantité.

Le 24. Le frottement pleural est moins fort ; urines, 500 grammes.

Le 28. Le malade urine davantage ; diminution des frottements ; persistance de la matité à droite.

1ᵉʳ octobre. Urines, 2 litres et demi ; 1 gramme d'albumine par litre ; cylindres colloïdes ; globules de pus ; globules sanguins ; cellules épithéliales ; cylindres épithéliaux ; on applique deux nouveaux cautères ; suppression du chiendent nitré.

Le 13. On donne, outre le régime lacté qui n'a cessé d'être appliqué, une potion avec 1 gr. d'iodure de potassium.

Presque plus de cylindres dans les urines ; quelques globules rouges et plusieurs petits caillots sanguins.

Le 15. Plus rien au cœur.

Le 24. L'état du malade paraît s'améliorer ; l'appétit est très-grand ; dort bien.

Le 28. Le malade se lève ; l'œdème des jambes a disparu ; urines, 2 litres ; 6 à 8 grammes d'albumine par litre.

Le 29. Œdème du scrotum.

1ᵉʳ novembre. Epanchement dans la plèvre droite ; le malade n'a aucune douleur, aucune oppression ; 2 gr., 1 K.

Le 2. L'épanchement existe dans les deux plèvres, mais bien plus marqué du côté droit ; 2 gr. 50, 1 K.

Le 3. Le malade se plaint toujours d'insomnie et de douleurs dans les bras ; sueurs très-abondantes la nuit. L'épanchement a un peu diminué, on entend des frottements pleuraux à droite ; urines, 3 litres.

Le 4. M. Lancereaux supprime tout médicament de suite, et met le malade au régime lacté absolu (4 à 6 litres par jour).

Le 5. L'œdème a considérablement diminué, ainsi que l'épanchement pleurétique ; quelques frottements pleurétiques à droite ; urines, 4 litres.

Le 6. L'épanchement pleural a complètement disparu, bien qu'il reste un peu de matité.

Le 7. L'anasarque a complètement disparu ; les urines (4 litres) sont jaune rougeâtre ; densité , 1,003 , renferment 8 grammes d'albumine par litre, et 3 gr. 5 d'urée par litre ; cylindres hyalins et colloïdes ; globules sanguins ; leucocytes.

Le 15. L'œdème ne reparaît pas ; le malade urine environ 5 litres et reprend quelque force.

Le 20. Le malade se sent tellement bien remis, qu'il demande sa sortie ; l'œdème n'a pas reparu ; les urines (3 litres et demi) sont encore fortement albumineuses.

On recommande au malade le régime lacté s'il ne veut pas voir se renouveler les accidents. Depuis nous n'en avons eu aucune nouvelle.

OBSERVATION IX.

(Recueillies dans le service de M. Lancereaux).

Néphrite épithéliale *a frigore*. Début quatre mois. Accidents urémiques. Régime lacté. Grossesse. Avortement à 7 mois. Mort par péritonite puerpérale.

Bourdier, Ernestine, 28 ans, jardinière, née à Dôle, entre le 6 octobre 1876 à l'hôpital St-Antoine, salle Ste-Agathe, lit 1. Plus tard elle passe salle Ste-Adélaïde lit 21.

Son père est mort d'une affection pulmonaire, sa mère d'une affection cardiaque. N'a pas de frères. A eu la danse de St-Guy à l'âge de 12 ans pendant 5 mois. Aucune autre affection sérieuse Vers la fin de juin 1876, elle fut exposée à la pluie pendant un orage et eut un refroidissement. Quelques jours après elle commença à avoir des douleurs dans les reins et dans la tête. Puis apparut de l'œdème d'abord aux paupières et à la face, puis aux jambes,qui diminua bientôt et devint presque nul devient enceinte vers le 20 août. L'œdème reparaissant, elle vint à Paris le 25 août pour se faire soigner. La malade se porta très-bien jusqu'au commencement d'octobre, sauf que l'œdème des jambes persistait toujours. Enfin elle entra le 6 octobre dans le service de M. Lancereaux où fut porté le diagnostic de néphrite épithéliale.

Nous devons à l'obligeance de M. Lancereaux l'observation des phénomènes qui se sont produits du 6 octobre au 1er février où nous avons vu la malade pour la première fois.

Du 6 octobre au 13, les urines ont été d'environ 600 c. c. par jour. Renfermaient 2 gr. 60 d'albumine. Densité 1023.

Le 14 on a établi le régime lacté absolu et la malade a pris 3 litres de lait par jour.

Urines, 1400 centimètres cubes. Albumine des 24 heures, 25 à 30 gr. Urée 18 gr. 06.

Le 15. Urines, 3700 c.c. 15 gr. d'albumine, 15 gr. 30 d'urée.

Le 18. Urines 1030 c.c. Densité 1011. 0 gr. 55 d'albumine. 10 gr. 77 d'urée.

La malade présente des accidents urémiques : céphalée, dyspnée.

Du 18 au 30. Les urines sont en moyenne de 2000 c.c. Densité moyenne 1009. En moyenne 12 gr. d'albumine et 17 gr. d'urée par 24 heures. On prescrit outre le lait 220 gr. de café. La céphalalgie persiste. Il y a des vomissements. L'œdème, considérable au début, a beaucoup diminué.

Le 31. On prescrit 4 litres de lait.

Le 1er novembre. Urines 1650 c.c. 8.25 alb. 14 gr. 25 urée. Densité 1007.

Le 3 au 18. Moyenne des urines 2300 c.c. Densité moyenne 1008, 16 gr. urée en moyenne. Les céphalalgies et les vomissements ont disparu presque complètement.

Le 9. Les urines sont rares (750 c.c.), renferment 25 à 30 gr. d'alb. et 9 gr. seulement d'urée. Densité 1017. La céphalalgie et les vomissements reparaissent. Un lavement purgatif reste presque sans effet sur l'intestin.

La malade qui a passé une mauvaise journée et une mauvaise nuit se trouve un peu mieux ce matin.

Du 10 au 20. Le mieux se fait sentir; la céphalalgie disparaît presque complètement; plus de vomissements. L'œdème persiste tonjours. Moyenne des urines : 1700 c.c. 14 gr. alb. et 16 gr. 77 urée en moyenne. Densité moyenne 1101.

Le 21. Urines : 1600 c.c. Densité 1012 ; 10 gr. alb. et 16 gr. 80 urée.

Pour la première fois depuis le commencement du traitement la malade manifeste du dégoût pour le lait. On obtient cependant qu'elle continue le régime, en lui montrant que de là dépend tout espoir de guérison. La malade se disait grosse depuis le mois d'août, mais elle ne se basait que sur la disparition des règles que nous rattachions à son affection. Aujourd'hui on constate que l'utérus s'élève à 3 travers de doigts au-dessus du pubis. Ce signe s'ajoutant à la disparition des règles depuis 3 mois permet d'affirmer la grossesse. Le foie déborde de 3 trois travers de doigts.

Le 23. La malade a bu à peine deux litres de lait et son dégoût pour cet aliment devient de plus en plus grand. Urines, 850 c.c. 23 à 24 gr. alb. et 14 gr. 96 urée.

Le 24. Devant le refus de la malade de ne prendre que du lait, on lui permet de manger 1 degré d'aliments ordinaires, plus le lait. Les urines continuent à rester rares 800 c.c. Densité 1022, 21 gr. alb et 14 gr. urée.

Du 24 au 30. L'œdème reparaît et se généralise rapidement ; vomissements nocturnes et bilieux, les urines sont en moyenne de 750 c.c. Densité, 1020. L'albumine oscille entre 20 et 40 gr. par jour. La proportion d'urée est d'environ 12 gr.

Le 1er décembre. La malade en voyant son état s'aggraver comme on le lui avait annoncé, consent à ne prendre que du lait. Urines, 580 c.c. 15 à 20 gr. alb. 8 gr. 20 urée. Densité 1018.

Le 2. La malade est constipée depuis plusieurs jours. Lavement purgatif. L'œdème continue toujours à augmenter et les vomissements bilieux persistent. Urines : 750 c.c. Densité 1010 7 gr. alb. 6 gr. 8. Urée.

Le 3. Lavement purgatif, huile de ricin. Une seule selle.

Le 4. Lavement des peintres. Céphalalgie. Crachats hémoptoïdes, râles crépitants, humides à la base du poumon droit. Urines environ 600 c.c. Densité 1014. 8 gr. alb.

Le 5. La malade est très-oppressée. Crachats hémoptoïdes. Matité, souffle et égophonie à la base gauche Epanchement pleurétique commençant. Urines 1300 gr. 8 gr. alb. 11 gr. 57 urée. Densité 1009.

Le 6. Epanchement évident dans la plèvre gauche.

Le 7. Urines 700 gr. 7 gr. alb. 7 gr. 45 urée. Lavement purgatif.

Du 8 au 19. L'épanchement pleurétique disparait. Quelques vomissements bilieux. La malade est presque toujours constipée et l'on est obligé de prescrire plusieurs lavements purgatifs. Moyenne des urines 1015 c.c. Densité moyenne 1010. L'albumine oscille de 15 à 22 gr. L'urée est moyenne de 10 gr. mais souvent au dessous.

Le 20. vomissements bilieux. Nouvelle céphalalgie. Urines 800 c.c. 17 gr. alb., 6 gr. 6. Urée.

Le 25 La malade passe à la salle Ste-Adélaïde.

Dyspnée. Œdème considérable des membres inférieurs ascite. Bruit de souffle à la base du cœur. Lavement purgatif. Régime lacté absolu.

Le 4 janvier 1877. La malade urine 2 litres. 30 gr. alb. L'œdème disparaît, mais la malade reste toujours pâle. Les vomissements et la céphalalgie ont disparu.

1er février. La malade en présence du mieux qui persiste depuis un mois demande à manger. On lui accorde un degré et deux litres de lait. A ee moment nous avons vu la malade. Il n'y avait aucun œdème.L'appareil digestif fonctionnait normalement. Aucune céphalalgie, sommeil bon. Rien au cœur ni dans les poumons. La malade urinait deux litres et l'albumine n'atteignait en tout que 20 gr. Le mieux a persisté, malgré le régime mixte jusqu'au 16 mars. La moyenne des urines est d'environ 2 litres. L'albumine atteignait en moyenne le chiffre considérable de 32 gr.. L'œdème n'avait pas reparu.

Le 20 mars. Urines, 2 litres. 36 gr. alb.

Le 21. Urines 2 litres. 38 gr. alb. La malade pleure sans motif. Elle se sent mal à l'aise, sans pouvoir rien préciser. Hémorrhagie utérine légère.

Frissons urémiques, céphalalgie. La malade n'a point dormi. Œdème des paupières. L'hémorrhagie utérine continue. Reprise du régime lacté absolu.

Le 25. Frissons et douleurs dans le ventre qui paraissent être dss douleurs utérines. Dans la nuit accouchement au forceps suivi d'hémorrhagie utérine assez abondante. Fœtus de 7 mois. L'accouchement est suivi d'une grande oppression. Nous quittons à ce moment le service, retenu par notre service à l'hôpital du Val-de-

Grâce. Voici ce qui est survenu postérieurement, d'après l'observation que nous a communiquée M. Lancereaux.

Le 26. Oppression. La malade est très-abattue.

Le 27. La quantité d'urine ne peut être recueillie ; elles sont colorées par du sang. Densité 1019. 59 gr. alb. 8 gr. urée.

Le 28. Facies très-abattu, exsangue. Plaintes continuelles. Regard morne et fixe. Peau brûlante ; 4° T.

Le 29. Oppression, dyspnée, palpitations nombreuses 39° T. Pouls petit, dur, serré et extrêmement précipité. Battements du cœur tumultueux. Battements carotidiens visibles à l'œil. Visage abattu, anxieux, Pommettes rouges. Langue sèche, couverte d'un enduit jaunâtre. Haleine fétide. Douleur abdominale. Dyspnée. Sueurs profuses.

Urines : 42 gr. alb. par litre. 6 gr. urée. Densité 1021. Pouls excessivement fréquent.

Le soir. Carus.

Au dernier soupir, la température est de 38°4.

Autopsie. — Les poumons sont affaissés, œdématiés, atélectasiés. Cœur gauche un peu hypertrophié. Foie augmenté de volume, mou, flasque recouvert de fausses membranes purulentes récentes. A la coupe couleur café au lait foncée. Tissu très-friable. Bile verdâtre, épaisse.

Rate épaissie. La cavité péritonéale contient environ 3 verres de pus épais. Les feuillets péritonéaux apparaissent comme lavés. Reins augmentés de volume. La capsule se détache sans déchirer la substance de la glande. Au travers d'elle on aperçoit des granulations jaunâtres. Lorsqu'on l'a détachée on voit une injection manifeste, coloration grisâtre avec granulations jaune-paille. Sur une coupe le tissu paraît épaissi, présente une surface lisse avec injection musculaire et taches blanches nombreuses. Le rein droit débarrassé de sa graisse pèse 304 gr. ; le rein gauche 305 gr.

Utérus volumineux. La surface est molle, verdâtre tomenteuse. Pas de pus dans les tissus. Léger degré d'ovarite. Muco-pus dans les trompes. Muqueuse légèrement épaissie, couverte d'un mucus épais, visqueux.

Oʙs. X. Communication verbale de M. Lancereaux.

Le Dʳ X... âgé d'environ 30 ans, fortement constitué, suivait un traitement mercuriel ponr une syphilis dont il était atteint. Il eut un refroidissement au mois de novembre 1872, en allant voir un de ses malades. Le lendemain il fut pris de malaise céphalée, et quelques jours après apparut un œdème des membres inférieurs et de la face. Les urines devinrent rares et foncés. Au mois de janvier 1873 le malade avait une anasarque énorme avec vomissements abondants, céphalée excessive, urines presque nulles et fortement albumineuses. M. Lancereaux appelé en consultation diagnostique une néphrite épithéliale avec commencement d'urémie.

Il juge la situation désespérée et n'établit le régime lacté que comme un pis aller. Les premiers jours du traitement, il y adjoint les purgatifs : les accidents urémiques disparurent en trois ou quatre jours. Il supprima alors les purgatifs, et donna exclusivement le lait à la dose de 3 à 4 litres par jour. En trois semaines l'anasarque avait disparu ainsi que l'albumine. Le régime fut continué pendant quinze jours environ. Depuis cette époque, c'est-à-dire depuis quatre ans, le Dʳ X... jouit de la plus parfaite santé et n'a jamais retrouvé trace d'albumine dans ses urines.

Citons maintenant les résultats obtenus par le régime lacté dans 18 autres cas de néphrite épithéliale.

Oʙs. XI. — Mém. de Pécholier. — Néphrite parenchymateuse datant de 16 mois. Action du froid humide. Traitée antérieurement par les diurétiques. Le régime lacté associé aux diurétiques amène en six semaines la disparition de l'œdème. Le traitement continué pendant un mois et demi ne fait point cesser l'albuminurie. Etat général excellent à la sortie.

Oʙs. XII. — (Eodem loco.) — Néphrite albumineuse ancienne, rebelle à tous les traitements. Le régime lacté appliqué d'après la méthode de M. Serres fait disparaître l'anasarque, mais l'albuminurie persiste.

Oʙs. XIII. — (Eodem loco.) — Néphrite scarlatineuse au début. Hydropisie considérable. Urines rares et albumineuses. Le régime

lacté absolu amène la guérison rapide de l'hydropisie et de l'albuminurie.

Obs. XIV. — Peter et Ferrand. — Néphrite albumineuse datant
de trois ans. Pas de refroidissement, pas d'alcoolisme. Le régime
lacté absolu associé aux bains de vapeur amène la disparition de
l'hydropisie en dix-sept jours. L'albuminurie persiste.

Obs. XV. — Thèse de Cordier. — Néphrite albumineuse datant
de plusieurs mois. Le régime lacté mixte fait disparaître l'œdème
en vingt jours.L'albuminurie a considérablement diminué,mais n'a
point disparu.

Obs. XVI. — (Eodem loco.) — Néphrite parenchymateuse chronique. Alcoolisme. Dégénérescence granulo-graineuse des tubuli.
Albuminurie très-forte. Le régime lacté absolu suivi pendant six
semaines amène la disparition de l'œdème. L'albuminurie persiste
et n'est point notablement modifiée.

Obs. XVII. (Eodem loco). — Néphrite catarrhale aiguë au début. Froid. Pendant deux mois traitement par les purgatifs, diurétiques, bains de vapeur, iodure de potassium. Aucun résultat. Le
régime lacté mixte absolu associé aux bains de vapeur fait disparaître l'anasarque en neuf jours. Le régime lacté continué pendant
cinq semaines encore ne fait pas disparaître l'albuminurie.

Obs. XVIII. — (Eodem loco) — Néphrite parenchymateuse aiguë
à frigore. Début : 8 jours ; anasarque considérable. Le régime
lacté mixte suivi pendant quatorze jours amène la disparition de
tout œdème. Le régime lacté est encore suivi pendant deux mois
sans que l'albuminurie cesse.

Obs. XIX. — Thèse de Lemoyne. — Clin. Larib. Jaccoud.—Néphrite épithéliale à frigore. Accidents urémiques traités par digitale et drastiques. Le régime lacté absolu est institué deux mois
et demi après le début de la maladie. Disparition de l'œdème au
onzième jour ; de l'albuminurie au vingtième. Au vingt-cinquième
jour régime mixte. La guérison se maintenait deux mois après.

Obs. XX. — (Eodem loco.) — Néphrite épithéliale, suite de couches. Début:8 jours. Accidents urémiques. Le régime lacté absolu est institué au vingtième jour de la maladie. Disparition complète de l'œdème et de l'albuminurie au 10ᵉ jour de la diète. Depuis cette malade a été soignée pour un érysipèle ambulant et une entérite, cholériforme sans que l'albumine ait reparu dans les urines.

Obs. XXI. — (Eodem loco). — Nephrite épithéliale scarlatineuse. Guérison de l'anasarque et de l'albuminurie après quinze jours environ de diète lactée. La guérison se maintenait plusieurs semaines après.

Obs. XXII. — (Eodem loco.) — Néphrite parenchymateuse aiguë. Début : 3 jours. Disparition de l'albuminurie au douzième jour du régime lacté absolu.

Obs. XXIII. — (Eodem loco) — Néphrite épithéliale à frigore au dixième jour. Troubles de la vue. Guérison complète de l'anasarque et de l'albuminurie ainsi que des troubles de la vue après neuf jours du régime lacté absolu. Le malade reprend le régime ordinaire au quatorzième jour et sort deux semaines après sans que la guérison ait cessé de persister.

Obs. XXIV. — (Eodem loco) — Néphrite épithéliale au début : guérison complète de l'alb. et hydropisie en huit à dix jours.

Obs. XXV, XXVI et XXVII. — Jaccoud. Clin. Larib. — 3 cas de néphrite épithéliale aiguë, guéris par le lait pur en deux à trois semaines.

Obs. XXVIII. — (Eodem loco.) — Néphrite parenchymateuse chronique. Le régime lacté administré pendant quarante jours amène la disparition de l'hydropisie ; mais l'albuminurie persiste.

Le professeur Jaccoud cite encore trois cas de guérison complète de ce qu'il appelle mal de Bright chronique, mais que nous devons regarder comme la néphrite épithéliale arrivée à la période de dégénérescence grais-

seuse des tubuli. Il rapporte deux cas de guérison incom-
plète semblables à celui que nous rapportons dans l'observation IX, du moins quant aux oscillations de
l'anasarque. Enfin, il cite deux cas de néphrite épithéliale terminés par la mort, causée dans un cas par la
phthisie pulmonaire, dans l'autre par l'état cachectique
du malade. Dans ces deux cas le lait n'a eu aucun effet,
comme c'est la règle.

Si nous étudions ces divers résultats, nous voyons que
sur 35 cas de néphrite épithéliale (mal de Bright, néphrite
catarrhale, etc.), il y a eu 17 guérisons complètes, et par
là nous entendons la disparition totale de l'anasarque et
de l'albuminurie. La néphrite datait dans un cas de plus
d'un an. Quatre cas sont rangés sous la rubrique de
mal de Bright chronique. Quatre autres dataient de plus
de deux mois; 5 d'environ trois semaines; 3 de moins
de huit jours. Une de ces guérisons se maintenait quatre
ans après, deux autres trois ans après. Un autre six
mois après, 2 deux mois après. Les onze autres malades
n'ont pas été suivis.

Lorsque la maladie datait de plus de trois semaines il
n'a fallu ordinairement que de vingt à trente jours de
régime lacté pour amener la guérison complète. Lorsque
l'affection datait de huit à quinze jours, il n'a guère fallu
que dix à douze jours du régime lacté.

Sur les 18 autres cas il y a eu 13 guérisons de l'hydropisie, guérison qui a presque toujours persisté deux mois
et plus. Dans 5 cas l'affection datait de plus d'un an.
Dans 3, d'environ six mois et dans 5 d'un mois à six
semaines. Les cinq cas qui restent se sont terminés par
la mort. Dans deux cas la mort a été due à la maladie,

dans un cas à une méningite, dans un autre à la phthisie pulmonaire et dans le dernier à une péritonite puerpérale.

Sur les 5 cas où la maladie datait de moins de six semaines, il faut remarquer que dans 4 cas la diète lactée n'a pas été donnée exclusivement et l'on doit penser que à a été la cause de l'insuccès.

Si maintenant nous revenons sur les observations qui nous sont propres, nous voyons que le régime mixte est bien inférieur au régime lacté absolu. Aussi, lorsque le régime mixte n'amène aucun résultat, ne doit on jamais rejeter la cure du lait. Nous voyons, en effet, dans les observations VII, VIII, IX et X que la suppression de tout aliment et de tout médicament et l'usage exclusif du lait ont amené en peu de temps une amélioration qui ne s'était point fait sentir jusque-là.

Nous voyons, en outre, dans l'observation X, que lorsque l'albumine persiste dans les urines, le meilleur serait de continuer encore la diète lactée absolue, car le régime mixte fait perdre le bénéfice du régime exclusif. Cela est surtout important à considérer lorsqu'il y a des accidents urémiques imminents.

D'où l'on peut dire que lorsqu'on veut traiter une néphrite par le régime lacté, c'est au régime absolu qu'il faut donner la préférence ; qu'il faut l'employer dès le principe, car les guérisons sont d'autant plus fréquentes, qu'on fait prendre le lait plus près du début de l'affection.

Aussi lorsque la néphrite épithéliale est à son début et tant que les tubuli n'ont subi aucune degénérescence granulo-graisseuse, la guérison est la règle lorsqu'on emploie le régime lacté absolu. Autrement dit, lorsqu'un malade présente de l'anasarque avec bouffisure de la face, que les urines sont rares, rouges et fortement albumineuses, que ces symptômes datent de quelques jour seulement, on verra donc ce cortège disparaître sous l'influence du lait donné absolument seul. Cette dégénérescence est rare et tardive dans les néphrites catarrhales à frigore ou scarlatineuses. Lorsque les tubuli sont en voie de dégénérescence, la guérison complète peut encore être obtenue, mais elle sera plus lente à s'établir. Enfin, lorsque les tubuli seront complètement dégénérés, on arrivera rarement à une guérison complète ; mais le lait seul pourra amender l'albuminurie existante et mieux que toute autre médication il fera disparaître l'anasarque et en empêchera le retour. Lorsqu'il n'amènera aucune amélioration de ce dernier symptôme, on pourra toujours en tirer un pronostic grave, tel est, du moins, ce qui résulte des cinq cas ci-dessus cités où la mort n'a point tardé à survenir lorsque le lait n'a point agi ou a cessé d'agir.

Rappelons, en passant, la fréquence de la dégénérescence graisseuse des tubuli chez les alcooliques atteints de néphrite épithéliale.

Quant à la néphrite interstitielle, nous n'avons point eu l'occasion d'en recueillir d'observations où le régime lacté ait été employé. On l'a cependant employé avec avantage lorsqu'il y avait hydropisie, commencement ou menace d'accidents urémiques ou état cachectique du malade. On en a, en effet retiré de bons effets palliatifs, sans pouvoir cependant amoindrir le sombre pronostic de cette forme de la néphrite où l'on ne connaît pas une seule guérison.

III.

Quelle est l'action du lait ? — Opinions diverses.

Le lait agit d'abord comme diurétique. C'est un fait admis par tous en France comme en Angleterre, en Allemagne ou en Russie. Seul M. Serres, d'Alais, et avec lui M. Guinier semblent dans leurs travaux rattacher cette propriété diurétique non point au lait, mais au régime même des trois soupes au lait et à l'oignon. M. Serres ne dit-il point, en effet, qu'il cherche à faire disparaître l'hydropisie en *mettant l'organe secréteur des urines à la diète* et *en l'excitant légèrement avec l'oignon*. Ne donne-t-il point le *lait pour nourrir le corps sans l'irriter*? En s'en tenant à ces seules conclusions de son travail où trouve-t-on la spécification d'agent diurétique pour le lait qu'il ne considère que comme un aliment?

Pour M. Guinier le lait n'est qu'un aliment et c'est par son *action adoucissante* et *tempérante*, voir même *affaiblissante* que le lait convient dans l'hydropisie brightique? Si l'un et l'autre de ces auteurs admettaient une propriété diurétique dans le lait, pourquoi le donner avec autant de parcimonie? pourquoi l'unir à l'oignon cru qui à notre sens est loin d'exciter le rein et d'augmenter sa sécrétion et n'a que l'avantage de dégoûter le malade d'un régime déjà pénible par lui-même? Mais discuter davantage sur la valeur diurétique du lait qu'eux-mêmes admettent pratiquement serait puéril; il n'y a qu'à parcourir les observations de néphrites où la diète lactée a été prescrite, pour être frappé immédiatement de ce fait qu'au second jour du traitement, rarement plus tard, il survient une augmentation dans la quantité des urines, augmentation que n'avait souvent pu produire aucun autre diurétique.

Maintenant le lait agit-il seulement comme les autres diurétiques? Ceci nous semble douteux puisqu'il réussit là où ceux-ci ont échoué. L'augmentation de la sécrétion urinaire tient donc à autre chose. Cette autre action, on a cherché à la connaître. Bien des opinions ont été émises et toutes laissent à désirer, parce que toutes ne sont que des hypothèses. Nous pourrions dire avec Artigues qu'il vaudrait mieux se contenter d'indiquer le fait que de chercher à l'expliquer, dans l'impossibilité où nous nous trouvons de fournir autre chose que des théories hypothétiques. Nous allons cependant passer en revue les diverses opinions émises; puis nous exposerons l'opinion qui nous paraît le plus proche de la vérité.

C'est seulement en France que cette explication de l'action du lait a été donnée. Dans les diverses monographies étrangères que nous avons consultées ou dont nous avons lu les analyses, on s'est contenté de donner le fait brut de l'action diurétique du lait sans chercher à en démontrer le mode.

Opinion de Pécholier sur l'action du lait. « Le lait, dit-il, exerce des effets diurétiques ayant pour conséquence de contribuer à la résorption de l'hydropisie, mais là n'est pas tout son effet, là même n'est pas son principal effet, et il faut surtout admettre un changement dans le mode d'être de l'exhalation. Comment l'alimentation par le lait peut-elle détruire le mode vicieux de l'exhalation? C'est sans doute que la diète lactée a des propriétés altérantes irrécusables. Il est impossible qu'un changement si profond dans la nourriture et dans les matériaux qui servent à la rénovation du sang, ne détermine pas des changements dans la composition de ce fluide. Or ne voit-on pas dans l'albuminurie une modification de composition du sang devenir la cause prochaine de l'hydropisie? Pourquoi une modification différente de ce sang ne pourrait-elle pas avoir un effet inverse? Evidemment nous n'avançons là qu'une hypothèse, et il serait indispensable, pour lui donner une sanction définitive, d'établir quels changements la diète lactée produit dans la composition du sang. »

« Ce n'est pas tout d'ailleurs, la diète lactée exerce des effets sur les fonctions du système nerveux tout entier, aussi bien sur les fonctions des centres nerveux que sur celles des nerfs qui en émanent et par conséquent des nerfs vaso-moteurs. Or c'est par les capillaires que se font l'exhalation et la résorption. » (Pécholier, loc, cit.)

Opinion de Cordier. « Est-ce à ses sels que le lait doit ses effets diurétiques? Nous ne le croyons pas. Nous avons vu le lait augmenter les urines d'une manière notable, alors que des sels, doués d'une propriété diurétique très-énergique n'avaient produit aucun effet. Si le lait, pour produire une abondante diurèse, agissait ou excitait d'une manière mécanique le rein, si tel était le mode d'action par lequel la sérosité épanchée devait être résorbée, dès que l'on supprimerait ce régime lacté, rien ne s'opposerait à la reproduction de l'hydropisie, immédiatement ou dans un temps très-court. C'est le contraire que nous avons vu se produire : un mieux durable s'est toujours manifesté à la suite de la diète lactée. Nous croyons, sans nier d'une manière absolue l'action diurétique du lait, qu'il faut chercher une autre cause à cette relation qui existe entre la production plus abondante des urines, d'un côté, et la résorption de la sérosité de l'autre. Mais quelle est cette cause? Nous ne pouvons donner à ce sujet qu'une explication plus ou moins rationnelle, qu'émettre une théorie plus ou moins vague. Nous sommes porté à croire que, si après la disparition de l'hydropisie coïncidant avec une abondante diurèse il se produit une amélioration d'une assez longue durée, le lait agit comme aliment d'une manière générale sur l'économie en modifiant ou détruisaut la cause dernière des hydropisies, Celles-ci n'existant plus, la circulation se rétablit, les capillaires absorbent le liquide épanché dans les cavités séreuses ou dans le tissu cellulaire, une augmentation de pression se produit alors dans tout le système veineux ; d'où une augmentation des urines en rapport avec la quantité de sérosité résorbée. » (Cordier, loc. cit.)

Voilà les deux opinions principales, telles que les ont formulées leurs auteurs. Les autres praticiens, tels que MM. Artigue, Dejust, Lemoyne, Jaccoud, Trousseau et Pidoux reconnaissent que le lait agit autrement que les diurétiques ordinaires, mais tous conviennent de l'impossibilité d'expliquer cette action spéciale. Voyons cependant si nous arriverons à éclairer la question.

Pour Pécholier, le principal effet de la diète lactée est

d'opérer, par ses propriétés éminemment altérantes, un profond changement dans la nourriture et dans les matériaux qui servent à la rénovation du sang, et par là même de modifier la composition du sang lui-même. Que le lait, pris comme aliment exclusif, modifie la composition du sang, nous le croyons; mais que ce soit par des propriétés altérantes, nous le nions. Il ne nous est point permis de l'admettre pour le même motif qui nous a fait rejeter l'idée de l'action affaiblissante qu'invoque Guinier.

Si le lait est un altérant, pourquoi le donner à de pauvres malades déjà cachectisés, comme le sont les phthisiques, les individus atteints de diarrhée chronique, voire même de néphrite déjà ancienne? Et pourtant on le donne, et au lieu de rien altérer il prolonge l'existence de ces malades chez qui toute autre médication n'amène aucun soulagement. Or, ce résultat est bien facile à comprendre, si l'on songe au caractère éminemment assimilable des diverses substances constitutives du lait. C'est un aliment complet, et nous croyons que, chez un sujet qui ne prend aucun exercice, comme c'est le cas dans les néphrites, avec hydropisie et albuminurie, 2 litres de lait suffisent à compenser les pertes quotidiennes de l'organisme. Ce n'est là que la quantité minimum, et nous désirerions la voir porter à 4 litres et même 6 litres. C'est donc en fournissant à l'organisme des matériaux essentiellement assimilables, que le lait peut modifier la composition du sang.

Nous ne chercherons point à connaître les modification du sang dans la néphrite. Elle existe certainement. MM. les professeurs Gubler et Jaccoud n'en font aucun

doute. Mais est-elle primitive ou est-elle consécutive à
la lésion rénale? Y a-t-il excès d'albumine dans le sang
(hyperleucomatose), y a-t il diminution d'albumine (hy-
poleucomatose)? Ces questions seraient évidemment
très-intéressantes à étudier; c'est le sujet d'un travail
que nous n'aurions ni le temps, ni les moyens d'entre-
prendre. Du reste, cela revient à déterminer si la néphrite est primitive ou secondaire, et, au point de vue
où nous nous sommes placé dans le présent travail, cette
distinction n'a d'autre utilité que de nous montrer que le
lait réussit beaucoup mieux, et bien plus rapidement,
dans les néphrites primitives (*a frigore*) que dans les néphrites secondaires (fièvres éruptives, typhoïdes, alcoolisme).

Nous croyons avec M. Gubler, que l'albuminurie (antérieure ou postérieure au développement de la néphrite)
tient ordinairement à l'excès de l'albumine dans le sang
relativement aux dépenses de l'économie en matières
protéiques. Il en résultera que le régime lacté ne fournissant à l'économie que peu d'éléments albuminoïdes,
celle-ci devra prendre ce qui lui en manque dans l'ex-
cédent d'albumine du sang. Elle fera donc disparaître la
cause première de l'albuminurie et par suite l'albuminurie, comme la suppression de tout aliment féculent
fait disparaître le diabète sucré.

Mais cela ne suffira pas dans le cas de lésion rénale,
seul cas que nous envisagions ici. Le rein malade n'aura
pas besoin de cette hyperleucomatose pour laisser filtrer
l'albumine. Ce n'est plus une digue qui ne cède que sous
les efforts d'un courant trop impétueux, c'est une digue
dont les pierres se sont disjointes, et laissent passer entre

elles une partie des eaux qu'elles devaient maintenir. Quelle que soit la pauvreté du sang, l'albumine passera et passera quand même, et ne cessera de passer que lorsque l'épithélium rénale aura recouvert sa vitalité ou sera régénéré. Si donc, en donnant du lait on obtient rapidement la disparition de l'albuminurie, c'est que ce lait met l'épithélium rénal dans les meilleures conditions pour sa restauration.

Comment le fait-il? Cela nous n'en savons rien, et il est certain qu'il agit ainsi autrement qu'en n'irritant pas la glande, car à ce compte les sudorifiques et les purgatifs auraient le même effet, ce qui n'est pas.

Maintenant, admettrons-nous une action du lait sur le système nerveux, comme le veut Pécholier? Non: car nous n'avons rien pour asseoir cette hypothèse. Quant à l'opinion de Cordier, qui nie l'action curative du lait au point de vue de la lésion rénale, et regarde le lait comme détruisant la *cause dernière des hydropisies*, nous nous demandons en vain quelle est cette cause dernière, et nous pensons qu'il s'est payé de mots, et a changé la forme du problème sans le résoudre.

Pour nous, le régime lacté exclusif doit ses effets à son action diurétique, à la modification qu'il opère dans la composition du sang et probablement à ce qu'il met l'épithélium rénal dans les conditions les plus favorables à sa rénovation. Comment cela se produit-il? Nous avons cherché à le connaître, et nous n'avons pu élever que des hypothèses qui toutes pêchaient par la base. Qu'on nous pardonne donc de n'en point dire plus long que ceux qui ont étudié la question avant nous, et de répéter aujourd'hui ce qu'écrivait à ce propos Artigues, il y a plus de quinze ans : « *Je dois me contenter d'indiquer le fait, dans l'impossibilité de fournir autre chose que des théories hypothétiques.* »

IV.

COMMENT DOIT-ON DONNER LE LAIT ?

Terminons par ce point qui est de la plus haute importance ; car, avant tout, il faut que le malade soumis au régime lacté absolu puisse boire le lait et le digérer. Or, il le boira et le digérera toujours, si l'on exclut d'emblée tout autre aliment et tout médicament, c'est là l'opinion de M. Lancereaux et celle qui ressort des faits observés par nous.

Le lait que l'on devrait préférer est celui d'ânesse. A son défaut, il faut prendre du lait de vache trait depuis au moins douze heures et soigneusement écrémé. Il sera bu chaud, froid ou tiède au gré du malade. Le premier jour de la diète lactée on en donnera deux litres avec quelques aliments. Le lait sera bu par verre et à petites gorgées. On fera prendre les deux litres en quatre fois à intervalles égaux dans la journée, pour éviter de charger l'estomac. Le lendemain on en donnera trois litres et l'on supprimera tout autre aliment; les jours suivants on augmentera d'un litre jusqu'à concurrence de quatre à six litres selon la tolérance du malade.

Si le lait n'était pas supporté, ce qui n'arrive pas dans le régime lacté absolu, on pourra l'additionner d'eau de Vichy, eau de chaux, magnésie calcinée, d'un liquide alcoolique ou acide. On y ajoutera avec avantage de 4 à 10 gr. de chlorure de sodium. Si le malade était anémié l'usage des préparation de fer et de quinquina pourra être fait sans inconvénient.

Au bout de huit jours si l'hydropisie n'est point amoindrie, si les urines n'augmentent pas, il faudra immédiatement abandonner le lait et recourir à d'autres moyens, tels que les purgatifs et les sudorifiques, les diurétiques sont formellement contr'indiqués, attendu qu'ils n'agiraient point.

De cette inefficacité on pourra toujours conclure à la gravité de l'affection et à son incurabilité.

Le traitement devra être continué, autant qu'il y aura tolérance, laquelle est presque indéfinie dans le régime lacté absolu et jusqu'à disparition totate de l'hydropisie et, si faire se peut, de l'albuminurie.

On n'oubliera pas que la disparition de cette dernière n'a lieu quelquefois qu'après cinq à six mois de la diète lactée la plus absolue.

Lorsque l'albuminurie aura disparu, on devra revenir progressivement au régime mixte, puis à la suppression du lait. La réapparition de l'albuminurie ou de l'hydropisie au cas où l'albuminurie n'aurait pas été amendée, sera toujours une indication de reprendre le régime lacté absolu. Il en sera de même de l'apparition d'accidents urémiques.

Enfin, il faut se rappeler que le lait réussissant presque toujours là où toute médication a échoué, on devra lorsqu'on est en présence d'une néphrite quelconque, commencer par la diète lactée absolue et ne recourir aux autres moyens thérapeutiques qu'en cas d'insuccès.

Rappelons aussi que dans des cas où après la disparition de l'hydropisie, l'albuminurie ne s'améliorait aucunement, on s'est bien trouvé de prescrire le tannin (Hardy, Immermann) à la dose de 2 à 3 grammes en même temps que le régime lacté. Les sudorifiques, particulièrement, les bains de vapeur, pourront toujours être associés au régime lacté.

INDEX BIBLIOGRAPHIQUE

Tessier. — Sur un cas d'hydropisie guérie par l'usage du lait. In Mém. de la Soc. roy. de méd., t. I, p. 274, 1778.

Chrestien. — De l'utilité du lait administré comme remède et comme aliment dans le traitement de l'hydropisie ascite. In Arch. gén. de méd., 1ʳᵉ série, t. XXXII, 1831.

Mansa. — Gluckliche Anwendung von Milch in grossen quantitäten gegen Wassersucht. In Schmidt's Jahrbuch, t. II, p. 157, 1834.

Murer Lyngby. — Même sujet, t. XXVI, p. 57, 1843, et in Bull. thér., t. XXVIII, 1849.

Cornelius. — Observations d'hydropisie guéries par le lait pur. In Gaz. méd. de Montpellier, 1846.

Sue. — Même sujet. Eodem loco

Serres (d'Alais). — Sur le traitement de l'anasarque par la diète sèche lactée et l'oignon. In Bull. thér., t. XLV, p. 30 et 123, 1856.

Claudot. — Cas d'anasarque guéri par les trois soupes au lait et à l'oignon. Eodem loco, p. 363.

Ossieur et Dieudonné. — Même sujet. Eodem loco, p. 514.

Guinier. — Des indications et contr'indications du lait dans les hydro pisies. Bull. thér., t. LIII, p. 337 et 391, 1857.

Inomen-zeff. — De la cure du lait. Moscou, 1857.

Smidt. — De la cure du lait dans le mal de Bright. Thèse de Tubinguen, 1864.

Schimdtlein. — Ueber Milchkur bei Bright ischem Hydrops. In Berl. Klin. Wochenschrift, 1864.

Artigues. — Observations de néphrite albumineuse traitée par le lait à haute dose. In Rec. de méd. et chir. mil., 3ᵉ séric, t. VIII, p. 190, 1862.

Karell. — De la cure de lait. In Arch. gén. de méd., 6ᵉ série, t. VIII, p. 513 et 694.

Egger. — Empfehlung, der gegen Morbus Brightii angewendeten Milchkur. In Baïr. Intellig. Blatt, 1866.

Pécholier. — Des indications de l'emploi de la diète lactée dans le traitement de certaines maladies. In Montpellier médical, t. XVII, p. 10, 1866.

Dejust. — Des applications thérapeutiques du lait pur. Thèse de Paris, 1866.

Peter et Ferrand, — Hydropisie avec albuminurie dans les urines. Traitement lacté, modification spéciale du précipité albumineux. In Bull. thér., t. LXXIII, p. 372, 1867.

Trastour. — Bons effets de l'oignon cru et du lait dans un cas d'anasarque albuminurique. Eodem loco.

Pautier. Empploi de la diète lactée et de l'oignon cru dans l'anasarque. In Gaz. heb., p. 619, 1866.

Kegel. — Albuminurie; son traitement basé sur la thérapeutique rationnelle. In Bull. de la Soc. méd. de Gand, 1868.

Bouchardat (A.). — Régime lacté dans l'albuminurie. In Annuaire thér., p. 252, 1868.

Lebert. — Ueber Milch und Molkenkur und über ländliche kurorte. Berlin, 1869.

Winternitz. — Ueber methodische Milch und Molkenkur. In Wien, méd. Presse, 1870.

Lessdorff. — Albuminurie; morbus granulosus chronicus Brightii, Milchkur. In Memorabilien, 1870.

A. Scott Donkin. — On a purely milk diet in the treatement of diabetes mellitus, Bright's disease, etc. In The Lancet, oct. et nov. 1869, avril et mai 1870.

Richter. — Bericht über Milch, Molken und kumyss-curen. In Schmidt's Jahrbuch, t. CXLVIII, p. 201, 1870.

Niemeyer. — Traité de pathologie interne, t. II, p. 33, de l'édition Lauwereyns, 8 avril 1869.

Weir Mitchell. On the use of skimmed milk as an exclusive diet in diseases. Philadelphie méd. Times, oct. 1870 et mars 1871.

Cordier. — Des modifications imprimées aux hydropisies dyscrasiques par le lait. Thèse de Paris, 1871.

Siredey. — Traitement de l'anasarque de l'ascite et des épanchements pleurétiques rebelles par le lait. In Journ. de méd. et chir. prat., 1872.

Lemoyne. — De la diète lactée dans le traitement des hydropisies Thèse de Paris, 1872.

Dechambre. — Thérapeutique du lait. In article Lait du Dict. encycl. de méd. 2º série, t. I, 1872.

Jaccoud. — De la médication lactée. In Clinique méd. de Lariboisière. 2º édit., p. 809. Paris, 1874.

Glatz (de Genève). Résumé clinique sur le diagnostic et le traitement des diverses espèces de la néphrite et de la dégénérescence amyloïde des reins. Genève et Paris, 1872.

Immermann. Même sujet. In Schweiz. Corr. Blatt, t. II, 1873.

Rosenstein. — Traité des maladies des reins. Traduction française, p. 724 de l'édition Delahaye. Paris, 1874.

Baginsky (A.) — Beitrage zur Lehre von den Erkrankungen der Nieren. In Schmidt's Jahrbuch, t. CLXII, p. 133. 1874.

Tarnier. — De l'efficacité du régime lacté dans l'albuminurie des femmes enceintes comme traitement préventif de l'éclampsie. In Progrès médical, p. 735, 1875.

Palmberg. — Sur la cure du lait, d'après la méthode de Karellb (Suédois), Finska Läkares alls kapeits Handlingar, t. II, p. 81, 1873.

Hoffmann (de Jaffa). — Beitrage zur Therapie des gemeinen parenchymatösen Nephritis aus der med. Klinik zu Basel. Thèse inaugurale de Bâle, 1874.

Heinrich Kisch. — Neue Litteratur uber Milch-kuren. In Kisch's Jahrbuch der Balneoth, t. I, p. 183, 1875.

Straus. — Thérapeutique du lait. In art. Lait du Nouv. dict. de méd. et chir. prat., t. XX, 1875.

Lancereaux. — Pathologie du Rein. In art. Rein du Dict. encycl. des sc. méd., 3e série, t. III, p. 220, 225 et 240. 1876.

Trousseau et Pidoux. — Diète lactée. In Tr. de thér. et mat. méd., 9e édit., t. II, 1875-1877.

A. Parent. imprimeur de la Faculté de Médecine, rue Mr-le-Prince, 3'

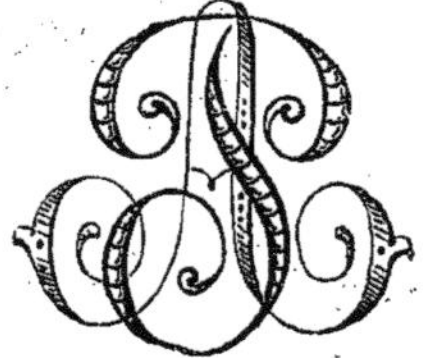

www.ingramcontent.com/pod-product-compliance
Ingram Content Group UK Ltd.
Pitfield, Milton Keynes, MK11 3LW, UK
UKHW020040100726
13658UKWH00003B/1438